Köstliche Skyr Rezepte zum Abnehmen

Mit dem isländischen Milchprodukt einfach, gesund und genussvoll zur Traumfigur. Inkl. Punkten und Nährwertangaben

Helga Seidel

Ein Geschenk für dich!

Einen Ratgeber mit wertvollen Informationen zum Abnehmen mit Skyr erhältst zu kostenlos zu diesem Buch dazu!

Hinweise, wie du dir das gratis Geschenk schnell sichern kannst, findest du ganz hinten im Buch!

Inhaltsverzeichnis

Frühstück

Skyr-Früchte-Pancakes

2 Portionen

Nährwerte pro Portion: 196 kcal, 17 g KH, 23 g EW, 4 g FE.
Punkte pro Portion: 5

Zutaten:

- 250 g Magerquark, 0,5%
- 150 g Naturjoghurt, 1,8%
- 100 g gefrorene Früchte, hier: Himbeeren
- 1 EL aufgequollene Chia Samen
- 1 TL Agaven-Dicksaft
- 1 TL Zimt
- 50 g Milch (fettarm), 1,5%

Zubereitung:

1. Die Chia Samen in der Milch ca. 1 Stunde quellen lassen.
2. Die leicht angetauten Früchte in den Mixtopf geben und für 15 Sekunden / Stufe 5 mixen und umfüllen.
3. Quark, Joghurt, gequollene Chia, Agaven-Dicksaft und Zimt in den Mixtopf geben.
4. Mit dem Schmetterling 30 Sekunden / Stufe 4 aufrühren.
5. Quark auf einen Teller geben und die Früchte dazu geben.
6. Mit etwas Zimt überstreuen und servieren.

Overnight Oats

2 Portionen

Nährwerte pro Portion: 295 kcal, 14 g KH, 11 g EW, 21 g FE.
Punkte pro Portion: 3

Zutaten:

- 5 EL Skyr
- 2 EL Haferflocken
- 2 TL Amarant, gepufft
- 1 TL Leinsamen
- Kokosmilch, nach Bedarf
- Nach Belieben: Himbeeren, Mandeln, Kokosflocken, oder Erdbeeren
- etwas Agavendicksaft

Zubereitung:

1. Den Skyr in eine Schüssel geben und mit Kokosmilch verrühren.
2. Die Haferflocken unterrühren und mit Agavendicksaft süßen.
3. Nun Amarant, Leinsamen und die übrigen Zutaten hinzugeben und untermengen.
4. Alles in zwei Schälchen geben und mit Deckeln verschließen.
5. Über Nacht in den Kühlschrank stellen und am nächsten Morgen genießen.

Skyr-Porridge

1 Portion

Nährwerte pro Portion: 179 kcal, 12 g KH, 14 g EW, 8 g FE.
Punkte pro Portion: 4

Zutaten:

* 100 g Skyr
* 1 EL Chiasamen
* 100 ml Milch (fettarm), 1,5 %
* 1 Aprikose, getrocknet und gehackt
* 1 TL Vanillepulver
* Obst nach Wahl
* Nüsse nach Belieben

Zubereitung:

1. Den Skyr in eine Schüssel geben und mit der Milch glattrühren.
2. Die Chiasamen, das Vanillepulver und die Aprikose untermengen.
3. Alles in eine Schale geben und mit dem Deckel verschlossen über Nacht in den Kühlschrank stellen.
4. Am nächsten Morgen das Porridge mit dem Obst und den Nüssen garnieren und genießen.

Walnuss-Porridge

2 Portionen

Nährwerte pro Portion: 709 kcal, 97 g KH, 28 g EW, 21 g FE.
Punkte pro Portion: 10

Zutaten:

- 100 g Haferflocken
- 150 ml Milch, (1,5 %) fettarm
- 50 g Skyr
- 100 ml Wasser
- 1 Spritzer Agavendicksaft
- 1 Prise Zimt
- Handvoll Heidelbeeren
- Handvoll Walnüsse

Zubereitung:

1. Zunächst gibst du die Haferflocken zusammen mit Wasser und Milch in einen Topf und lässt alles aufkochen und eindicken. Dabei rührst du die Masse ständig mit einem Kochlöffel, damit nichts ansetzen kann.
2. Anschließend nimmst du den Topf von der Herdplatte und lässt das Porridge noch 10 Minuten quellen.
3. Währenddessen die Heidelbeeren waschen.
4. Nun den Skyr unter das Porridge rühren und mit Zimt abschmecken.
5. Zum Schluss den Porridge auf Tellern oder in Schüsseln anrichten und mit Heidelbeeren und Walnüssen garnieren.

Skyr-Bowl mit Nüssen und Mandeln

2 Portionen

Nährwerte pro Portion: 423,5 kcal, 45 g KH, 33 g EW, 11 g FE.
Punkte pro Portion: 6

Zutaten:

- 500 g Skyr
- 100 g Brombeeren
- 100 g Himbeeren
- 1 Banane, gefroren
- 2 EL Honig
- 20 g Nüsse
- 15 g Mandeln

Zubereitung:

1. Als erstes werden die Him- und Brombeeren gewaschen und zusammen mit dem Skyr und den Bananen sowie dem Honig in den Mixer gegeben. Alles gut pürieren und in eine Schüssel füllen.
2. Die Bowl mit Mandeln und Nüssen garnieren und genießen.

Apfel-Haferflocken-Kuchen

1 Portion

Nährwerte pro Portion: 403 kcal, 64 g KH, 23 g EW, 6 g FE.
Punkte pro Portion: 7

Zutaten:

- 1 Apfel
- 125 g Skyr
- 6 EL Haferflocken
- 1 TL Backpulver
- 1 TL Erdnussmus
- etwas Wasser

Zubereitung:

1. Zunächst den Backofen auf 180° C vorheizen und ein Backblech mit Backpapier auslegen.
2. 5 EL Haferflocken zusammen mit dem Backpulver und dem Skyr vermengen. Nach und nach etwas Wasser hinzugeben, bis ein homogener, zähflüssiger Teig entsteht.
3. Diesen Teig auf dem Backblech verteilen.
4. Den Apfel waschen, schälen und in dünne Scheiben schneiden. Diese Scheiben auf dem Kuchen verteilen.
5. Das Backblech für 20 Minuten in den Backofen stellen.
6. Währenddessen die restlichen Haferflocken mit dem Erdnussmus verkneten und hieraus kleine Streusel formen.
7. Die Streusel nach der Backzeit von 20 Minuten auf dem Kuchen verteilen und das Ganze für weitere 10 Minuten fertig backen.

Pancakes

12 Portionen

Nährwerte pro Portion: 72 kcal, 11 g KH, 3 g EW, 2 g FE.
Punkte pro Portion: 2

Zutaten:

- 100 g Skyr Vanille
- 100 ml Milch (fettarm), 1,5 %
- 150 g Dinkelmehl
- 2 EL Agavendicksaft
- 2 Eier
- 1 TL Backpulver
- 1 EL Öl

Zubereitung:

1. Zunächst die Eier trennen. Das Eigelb zusammen mit dem Skyr und der Milch in eine Schüssel geben und schaumig schlagen. Mehl und Backpulver hineingeben und untermengen.
2. Das Eiweiß in ein hohes Rührgefäß geben und zusammen mit dem Agavendicksaft steif schlagen.
3. Den Eischnee vorsichtig unter den Teig heben.
4. Öl in einer Pfanne erhitzen und den Teig Esslöffelweise in die Panne geben.
5. Die Pancakes von beiden Seiten goldbraun ausbacken.
6. Die Pancakes pur genießen oder nach Belieben toppen.

Bananenwaffeln

8 Portionen

Nährwerte pro Portion: 106 kcal, 16 g KH, 6 g EW, 2 g FE.
Punkte pro Portion: 1

Zutaten:

- 200 g Skyr
- 4 Eier
- 100 g Weizenmehl
- 2 Bananen
- 1 TL Backpulver

Zubereitung:

1. Die Banane schälen, kleinschneiden und in einem Mixer pürieren.
2. Anschließend das Bananenpüree mit den Eiern in eine Schüssel geben und schaumig schlagen.
3. Mehl, Backpulver und Skyr hinzugeben und zu einem homogenen Teig verkneten.
4. Ein Waffeleisen aufheizen. Jeweils 2 EL Teig in auf das Eisen geben und ausbacken. Mit dem restlichen Teig ebenso verfahren.

Frühstückmüsli

1 Portion

Nährwerte pro Portion: 582 kcal, 72 g KH, 42 g EW, 15 g FE.
Punkte pro Portion: 10

Zutaten:

* 300 g Skyr
* 3 EL Granola
* 2 EL Agavendicksaft
* eine Handvoll Obst nach Wahl

Zubereitung:

1. Das Obst waschen und nach Bedarf in Stücke schneiden.
2. Den Skyr mit dem Agavendicksaft süßen. Mit dem Granola und den Früchten garnieren und genießen.

Skyr-Mandel-Porridge

1 Portion

Nährwerte pro Portion: 623 kcal, 84 g KH, 23 g EW, 18 g FE.
Punkte pro Portion: 15

Zutaten:

+ 1 EL Skyr
+ 120 g Haferflocken, zart
+ 120 ml Mandelmilch
+ 1 EL Leinsamen, geschrotet
+ 240 ml Wasser
+ eine Prise Zimt
+ eine Handvoll Obst nach Wahl

Zubereitung:

1. Wasser und Mandelmilch in einen Topf geben und erhitzen. Haferflocken und Leinsamen hinzugeben und bei niedriger Wärmezufuhr köcheln lassen, bis ein Brei entsteht. Mit Zimt abschmecken.
2. Den Skyr unter das Porridge rühren. Das Obst waschen, kleinschneiden und damit das Porridge garnieren.

Smoothies

Heidelbeer-Skyr-Smoothie

2 Portionen

Nährwerte pro Portion: 185 kcal, 31 g KH, 12 g EW, 1 g FE.
Punkte pro Portion: 4

Zutaten:

* 200 g Heidelbeeren, TK
* 200 g Skyr
* 1 Banane
* 150 ml Wasser
* 2 EL Vanillezucker

Zubereitung:

1. Die Banane schälen und in Stücke schneiden.
2. Banane zusammen mit Heidelbeeren, Vanillezucker und Skyr in den Mixer geben, mit Wasser auffüllen und pürieren.
3. Die Smoothies in Gläser füllen und genießen.

Haferflocken-Smoothie

1 Portion

Nährwerte pro Portion: 168 kcal, 21 g KH, 12 g EW, 6 g FE.
Punkte pro Portion: 5

Zutaten:

* 100 g Skyr
* 150 ml Milch (fettarm), 1,5 %
* 2 EL Haferflocken
* 100 g Erdbeeren, gefroren

Zubereitung:

1. Den Skyr zusammen mit der Milch, den Haferflocken und den Erdbeeren in einen Mixer geben und pürieren.
2. Den Smoothie in ein Glas füllen und genießen.

Eiskaffee

1 Portion

Nährwerte pro Portion: 197 kcal, 8 g KH, 35 g EW, 2 g FE.
Punkte pro Portion: 4

Zutaten:

- 100 g Skyr (Himbeere)
- 250 ml Kaffee, kalt
- 30 ml Milch (fettarm), 1,5 %
- 30 g Proteinpulver

Zubereitung:

1. Den Skyr in eine Schüssel geben und mit der Milch glattrühren. Das Proteinpulver untermengen und alles für 3 Stunden ins Gefrierfach geben.
2. Den Kaffee in ein Glas geben und das Eis aus dem Gefrierfach hineingeben.
3. Den Eiskaffee kann man nach Belieben noch mit Sprühsahne garnieren, bevor man ihn genießt.

Blattspinat-Himbeer-Shake

1 Portion

Nährwerte pro Portion: 219 kcal, 16 g KH, 35 g EW, 1 g FE.
Punkte pro Portion: 0

Zutaten:

* 300 g Skyr
* 50 g Blattspinat, TK
* 50 g Himbeeren, TK

Zubereitung:

1. 75 g Skyr zusammen mit den Himbeeren in den Mixer geben und pürieren.
2. Weitere 75 g Skyr mit dem Blattspinat in den Mixer geben und ebenfalls pürieren.
3. Zum Schluss den Skyr abwechselnd mit Himbeer- und Blattspinatmix in ein Glas schichten und genießen.

Blaubeer-Bananen-Shake

1 Portion

Nährwerte pro Portion: 394 kcal, 42 g KH, 36 g EW, 9 g FE.
Punkte pro Portion: 2

Zutaten:

- 100 g Blaubeeren
- ½ Banane
- 300 g Skyr
- 2 TL Kokosraspeln
- 3 Eiswürfel

Zubereitung:

1. Die Banane schälen und in Scheiben schneiden. Die Blaubeeren waschen.
2. Nun die Bananenscheiben zusammen mit den Blaubeeren, dem Skyr, 1 TL Kokosraspeln und den Eiswürfeln in einen Mixer geben und pürieren.
3. Den Shake in ein Glas füllen, mit den restlichen Kokosraspeln bestreuen und genießen.

Apfel-Sellerie-Smoothie

2 Portionen

Nährwerte pro Portion: 258 kcal, 35 g KH, 28 g EW, 1 g FE.
Punkte pro Portion: 2

Zutaten:

- 500 g Skyr
- 2 Äpfel, grün
- 100 ml Sprudelwasser
- 2 Stangen Staudensellerie
- 1 EL Honig
- 1 TL Zimt

Zubereitung:

1. Den Sellerie waschen und kleinschneiden. Die Äpfel schälen, entkernen und ebenfalls kleinschneiden.
2. Sellerie zusammen mit Äpfeln Skyr, Sprudelwasser, Honig und Zimt in einen Mixer geben und pürieren.
3. Den Smoothie in Gläser füllen und genießen.

Skyr Mojito

2 Portionen

Nährwerte pro Portion: 260 kcal, 55 g KH, 22 g EW, 1 g FE.
Punkte pro Portion: 3

Zutaten:

* 450 g Skyr Vanille
* 2 Limetten
* 400 g Ananas, geschält
* 2 EL Erythrit
* 8 Minzblätter
* 10 Eiswürfel

Zubereitung:

1. Die Ananas in Stücke schneiden. Die Limetten halbieren und auspressen. Die Minze waschen und kleinschneiden.
2. Alles zusammen mit Skyr, Erythrit und Eiswürfeln in den Mixer geben und pürieren.
3. Den Mojito in Gläsern anrichten und genießen.

Dips

Paprika-Gurken-Skyrfrischkäse mit Minze

2 Portionen

Nährwerte pro Portion: 110 kcal, 10 g KH, 19 g EW, 1 g FE.
Punkte pro Portion: 0

Zutaten:

+ 300 g Skyr
+ ½ Paprika
+ ½ Gurke
+ Pfeffer und Meersalz
+ 5 Blätter Minze

Zubereitung:

1. Den Skyr in ein feines Sieb geben und mehrere Stunden entwässern. Der Skyr wird dabei immer fester. Zum Schluss ist die Konsistenz wie ein Frischkäse.
2. Die Paprika waschen, entkernen und in Würfel schneiden. Die Gurke waschen, halbieren, die Kerne mit einem Teelöffel herauslösen und ebenfalls würfeln. Die Minzblätter waschen und hacken.
3. Den Skyr-Frischkäse mit den restlichen Zutaten vermengen und mit den Gewürzen abschmecken.

Tsatsiki

6 Portionen

Nährwerte pro Portion: 125 kcal, 9 g KH, 19 g EW, 1 g FE.
Punkte pro Portion: 0

Zutaten:

- 1 kg Skyr
- 2 Knoblauchzehen
- 1 EL hellen Balsamico
- 1 TL Olivenöl
- 1 TL Kräutersalz
- 1 TL Erythrit
- 1 Salatgurke
- Pfeffer

Zubereitung:

1. Die Gurke schälen, halbieren und die Kerne mit einem Teelöffel herauslösen. Anschließend fein reiben und in ein Sieb geben. Etwas salzen und entwässern lassen. Je weniger Wasser noch in der Gurke ist, umso besser.
2. Den Knoblauch schälen und pressen.
3. Skyr zusammen mit Essig, Öl, Erythrit, Salz und Pfeffer vermischen und die entwässerte Gurke einrühren. Zum Schluss nochmal mit Salz und Pfeffer abschmecken.

Schoko-Skyr-Aufstrich

12 Portionen

Nährwerte pro Portion: 19 kcal, 4 g KH, 2 g EW, 0 g FE.
Punkte pro Portion: 0

Zutaten:

* 150 g Skyr
* 5 EL Xucker (Hot Chocolate)
* 1 EL Milch (fettarm), 1,5 %

Zubereitung:

1. Skyr zusammen mit Xucker und Milch in eine Schüssel geben und vermengen.
2. Schmeckt lecker auf warmem Brot. Im Kühlschrank hält sich der Aufstrich so lange, wie der Skyr haltbar ist.

Kresse-Dip

4 Portionen

Nährwerte pro Portion: 67 kcal, 5 g KH, 7 g EW, 2 g FE.
Punkte pro Portion: 1

Zutaten:

- 250 g Skyr (fettarm), 0,2 %
- 1 EL Petersilie, gehackt
- 1 TL Zitronensaft
- ½ Beet Kresse
- 2 TL Apfelessig
- 1 Msp. Knoblauchpulver
- 2 TL Ahornsirup
- 2 TL Leinöl
- 1 TL Dijon-Senf
- Salz und Pfeffer

Zubereitung:

1. Die Kresse abschneiden und zusammen mit Skyr, Petersilie, Zitronensaft, Apfelessig, Knoblauchpulver, Ahornsirup, Leinöl, Senf, Salz und Pfeffer in einen Mixer geben und pürieren.
2. Anschließend noch etwas abschmecken und z.B. zum Grillen servieren.

Tomaten-Knoblauch-Dip

4 Portionen

Nährwerte pro Portion: 113 kcal, 10 g KH, 16 g EW, 3 g FE.
Punkte pro Portion: 0

Zutaten:

- 500 g Skyr
- 3 Knoblauchzehen
- 4 getrocknete Tomaten
- Kräuter nach Wahl, gehackt
- 1 TL Milch (fettarm), 1,5 %
- Salz und Pfeffer

Zubereitung:

1. Die Tomaten kleinschneiden. Den Knoblauch schälen und fein hacken.
2. Anschließend den Skyr zusammen mit der Milch verrühren. Die Tomaten, den Knoblauch und die Kräuter hinzugeben und vermengen. Mit Salz und Pfeffer abschmecken.

Kräuterremoulade

1 Portion

Nährwerte pro Portion: 290 kcal, 28 g KH, 26 g EW, 6 g FE.
Punkte pro Portion: 2

Zutaten:

* 200 g Skyr
* 100 g Gewürzgurken
* 1 TL Knoblauchpulver
* 50 g Miracel Wip (So Leicht)
* 1 TL Petersilie, getrocknet
* 1 TL Schnittlauch, getrocknet
* 1 EL Tomatenmark
* 1 EL Senf
* 1 EL Zitronensaft
* Salz und Pfeffer

Zubereitung:

1. Die Gewürzgurken kleinschneiden und zusammen mit Skyr,
   Mayonnaise, Petersilie, Schnittlauch, Knoblauchpulver, Tomatenmark,
   Senf und Zitronensaft in einen Mixer geben und pürieren. Mit Salz und
   Pfeffer abschmecken und servieren.

Lachs-Aufstrich

4 Portionen

Nährwerte pro Portion: 224 kcal, 5 g KH, 25 g EW, 12 g FE.
Punkte pro Portion: 0

Zutaten:

- 350 g Skyr
- 250 g Stremellachs
- 1 Bund Dill
- 1 TL Kapern
- eine Prise Zucker
- Salz und Pfeffer
- 2 Schalotten

Zubereitung:

1. Den Lachs häuten und mit einer Gabel kleinzupfen.
2. Den Dill waschen und fein hacken. Die Zwiebeln schälen, halbieren und würfeln. Die Kapern kleinschneiden.
3. Skyr zusammen mit Kapern, Dill, Zwiebeln und Lachs vermengen und mit Salz, Pfeffer und Zucker abschmecken.

Paprika-Möhren-Aufstrich

1 Portion

Nährwerte pro Portion: 243 kcal, 27 g KH, 32 g EW, 1 g FE.
Punkte pro Portion: 0

Zutaten:

* 250 g Skyr
* ½ Karotte
* ½ Paprikaschote
* 2 EL Tomatenmark
* 1 Prise Erythrit
* Chilipulver
* Salz und Pfeffer
* 4 EL Schnittlauch

Zubereitung:

1. Zunächst die Karotte schälen und würfeln. Die Paprika waschen, entkernen und ebenfalls in Würfel schneiden.
2. Skyr mit Tomatenmark und Schnittlauch vermengen. Paprika- und Karottenwürfel untermengen und den Aufstrich mit Erythrit, Chilipulver, Salz und Pfeffer abschmecken.

Paprika-Creme mit Garnelen

2 Portionen

Nährwerte pro Portion: 332 kcal, 14 g KH, 21 g EW, 22 g FE.
Punkte pro Portion: 9

Zutaten:

* 200 g Skyr
* 1 EL Tomatenmark
* ¼ Paprikaschote
* 1 EL Öl
* einen Spritzer Zitronensaft
* eine Prise Erythrit
* Chilipulver
* Salz und Pfeffer
* etwas Petersilie
* 3 Garnelen
* 3 EL Mayonnaise

Zubereitung:

1. Die Paprika waschen, entkernen und würfeln.
2. Skyr mit Tomatenmark und Mayonnaise vermengen. Mit Erythrit, Zitronensaft, Chilipulver, Salz und Pfeffer abschmecken.
3. Öl in einer Pfanne erhitzen und die Garnelen darin anbraten.
4. Die Garnelen zusammen mit der Paprika-Crème anrichten und mit der Petersilie garnieren.

Salate

Nudelsalat mit Tsatsiki

4 Portionen

Nährwerte pro Portion: 275 kcal, 50 g KH, 15 g EW, 2 g FE.
Punkte pro Portion: 7

Zutaten:

* 250 g Nudeln
* 1 Salatgurke
* 100 g Joghurt (fettarm), 1,8 %
* 4 Knoblauchzehen
* Salz
* 200 g Skyr

Zubereitung:

1. Die Nudeln nach Packungsanweisung zubereiten. Anschließend abkühlen lassen.
2. Währenddessen die Gurke waschen und halbieren. Eine Hälfte der Gurke schälen und raspeln. In ein Sieb geben und über der Spüle abtropfen lassen.
3. Den Skyr zusammen mit dem Joghurt vermischen. Den Knoblauch schälen und fein hacken. Zum Skyr geben und untermengen. Mit Salz abschmecken.
4. Die zweite Gurkenhälfte würfeln und zu den Nudeln geben. Mit dem Tsatsiki vermengen und servieren.

Karottensalat

2 Portionen

Nährwerte pro Portion: 175 kcal, 17 g KH, 8 g EW, 9 g FE.
Punkte pro Portion: 2

Zutaten:

* 300 g Karotten
* 75 g Skyr
* 200 ml Gemüsebrühe
* 2 EL Essig
* 1 EL Öl
* 2 EL Kräuter
* 1 Prise Erythrit
* Salz und Pfeffer

Zubereitung:

1. Die Gemüsebrühe erwärmen. Die Möhren schälen, raspeln und in der Gemüsebrühe köcheln lassen.
2. Anschließend die Karotten aus der Gemüsebrühe nehmen und abkühlen lassen.
3. Skyr zusammen mit Essig, Öl und Kräutern vermengen, mit Erythrit, Salz und Pfeffer abschmecken und verrühren.
4. Die Karotten mit dem Dressing vermengen und servieren.

Gurkensalat

2 Portionen

Nährwerte pro Portion: 62 kcal, 4 g KH, 3 g EW, 5 g FE.
Punkte pro Portion: 4

Zutaten:

+ 1 Salatgurke
+ 2 EL Skyr
+ 2 EL Milch (fettarm), 1,5 %
+ 1 EL Walnussöl
+ 2 EL Estragonessig
+ 1 EL Dill
+ eine Prise Erythrit
+ Salz und Pfeffer

Zubereitung:

1. Die Gurke waschen und in Scheiben hobeln.
2. Skyr, Milch, Öl und Essig zu einem Dressing verrühren und mit Dill, Salz, Pfeffer und Erythrit abschmecken.
3. Das Dressing über die Gurkenscheiben geben und kurz einziehen lassen.

Paprika-Gurkensalat

2 Portionen

Nährwerte pro Portion: 38 kcal, 6 g KH, 3 g EW, 1 g FE.
Punkte pro Portion: 0

Zutaten:

* 1 Paprikaschote
* ½ Salatgurke
* 2 EL Skyr
* 2 EL Milch (fettarm), 1,5 %
* 1 TL Senf
* 2 EL Essig
* Süßstoff
* Salz und Pfeffer

Zubereitung:

1. Die Paprika waschen, entkernen und in Streifen schneiden. Die Gurke waschen und würfeln.
2. Skyr, Milch, Essig und Senf zu einem Dressing verrühren und mit Salz, Pfeffer und Süßstoff abschmecken.
3. Das Dressing über Paprika und Gurke geben und kurz einziehen lassen.

Zucchinisalat

2 Portionen

Nährwerte pro Portion: 92 kcal, 10 g KH, 13 g EW, 1 g FE.
Punkte pro Portion: 0

Zutaten:

+ 300 g Zucchini
+ 150 g Skyr
+ 1 EL Senf
+ 2 EL Essig
+ 1 EL Petersilie, gehackt
+ Salz und Pfeffer

Zubereitung:

1. Die Zucchini waschen, die Enden entfernen und fein raspeln.
2. Skyr, Essig, Petersilie und Senf zu einem Dressing verrühren und mit Salz und Pfeffer abschmecken.
3. Das Dressing über die Zucchini geben und kurz einziehen lassen.

Zucchini-Carpaccio mit Skyr-Dressing

2 Portionen

> **Nährwerte pro Portion:** 170 kcal, 10 g KH, 7 g EW, 11 g FE.
> **Punkte pro Portion:** 2

Zutaten:

- 1 Zucchini
- 1 Zwiebel
- 75 g Skyr
- 2 EL Öl
- 2 EL Essig
- 2 EL Schnittlauch, frisch, gehackt
- 1 Prise Zucker
- Salz und Pfeffer

Zubereitung:

1. Zuerst wäschst du die Zucchini und schneidest sie in dünne Scheiben.
2. Anschließend wird die Zwiebel geschält und in Würfel geschnitten.
3. 1 EL Öl in einer Pfanne erhitzen und Zwiebeln und Zucchini darin anbraten.
4. Währenddessen Skyr, 1 EL Öl, Essig, Schnittlauch, Zucker, Salz und Pfeffer in einer Schüssel zu einem Dressing verrühren.
5. Die Zucchinischeiben auf einem Teller fächerartig anrichten und mit Zwiebeln und dem Dressing garnieren.

Hauptgerichte

Blumenkohl-Milchreis

1 Portion

Nährwerte pro Portion: 194 kcal, 17 g KH, 11 g EW, 11 g FE.
Punkte pro Portion: 5

Zutaten:

+ 200 g Blumenkohl
+ 50 g Skyr
+ 50 ml Kokosmilch
+ Mark einer Vanilleschote
+ 1 Prise Zimt

Zubereitung:

1. Zunächst den Blumenkohl waschen, kleinschneiden und in einen Mixer geben. Diesen grob pürieren.
2. Anschließend den Blumenkohl in einen Topf geben und Milch und das Mark der Vanilleschote ebenfalls hineingeben. Bei mittlerer Wärmezufuhr so lange köcheln lassen, bis der Milchreis die gewünschte Konsistenz hat.
3. Den Milchreis vom Herd nehmen und den Skyr einrühren.
4. Auf einem Teller anrichten und mit dem Zimt bestäuben.

Obstauflauf

4 Portionen

Nährwerte pro Portion: 175 kcal, 49 g KH, 9 g EW, 2 g FE.
Punkte pro Portion: 0

Zutaten:

+ 300 g Beerenobst, TK
+ 250 g Skyr
+ 70 g Erythrit
+ 4 Äpfel
+ 1 Vanilleschote
+ 1 Ei

Zubereitung:

1. Zunächst die TK-Beeren auftauen lassen.
2. Den Backofen auf 180° C vorheizen.
3. Die aufgetauten Beeren mit dem Erythrit in einen Mixer geben und pürieren.
4. Die Äpfel waschen, schälen und in dünne Scheiben schneiden.
5. Nun die Vanilleschote halbieren und das Mark mit einem Messer herauslösen. Dieses zusammen mit dem Skyr und dem Ei in eine Schüssel geben und verrühren.
6. Nun Apfelscheiben und Beerenobst abwechselnd in einer Auflaufform schichten und mit der Skyr-Crème bedecken.
7. Den Auflauf für 35 Minuten in den Backofen geben und anschließend etwas abkühlen lassen, bevor er serviert wird.

Zucchini-Möhren-Waffeln

4 Portionen

Nährwerte pro Portion: 320 kcal, 56 g KH, 15 g EW, 2 g FE.
Punkte pro Portion: 6

Zutaten:

- 400 g Zucchini
- 200 g Möhren
- 175 g Skyr
- 1 Zwiebel
- 1 Knoblauchzehe
- 250 g Mehl
- 2 Eier
- Salz und Pfeffer

Zubereitung:

1. Zucchini und Möhren schälen und fein reiben. Die Zwiebel schälen, halbieren und würfeln. Den Knoblauch schälen und fein hacken.
2. Skyr, Eier und Mehl in eine Schüssel geben und zusammen mit Zucchini, Möhren, Zwiebel und Knoblauch verrühren. Mit Salz und Pfeffer abschmecken.
3. Das Waffeleisen aufheizen und jeweils 2 EL Waffelteig im heißen Eisen ausbacken.
4. Lecker schmecken die Waffeln mit Kräuterquark.

Zartweizen mit Dip

4 Portionen

Nährwerte pro Portion: **531** kcal, 85 g KH, 26 g EW, 10 g FE.
Punkte pro Portion: 9

Zutaten:

- 250 g Zartweizen
- 300 g Schalotten
- 2 Knoblauchzehen
- 500 g Mais
- 1 grüne Peperoni
- 1 Kästchen Kresse
- 400 g Skyr
- 100 ml Dickmilch (fettarm), 1,5 %
- 1 Spritzer Zitronensaft
- 1 Prise Paprikapulver, geräuchert
- Salz und Pfeffer
- 2 EL Rapsöl

Zubereitung:

1. Zunächst den Zartweizen nach Packungsanweisung kochen, abgießen und abtropfen.
2. Währenddessen die Zwiebeln schälen, halbieren und kleinschneiden. Den Knoblauch schälen und hacken. Die Peperoni waschen, halbieren, die Kerne entfernen und fein hacken.
3. Das Öl in eine Pfanne geben und erhitzen. Zwiebeln und Knoblauch darin glasig dünsten. Mais und Zartweizen hinzugeben und 5 Minuten köcheln lassen. Dabei gelegentlich umrühren. Mit Paprika, Salz und Pfeffer abschmecken.
4. Nun Skyr mit Dickmilch, Zitronensaft und der Hälfte der Kresse vermengen und mit Salz und Pfeffer würzen.
5. Die Zartweizen-Pfanne zusammen mit dem Dip auf einem Teller anrichten und mit der restlichen Kresse bestreuen.

Kaiserschmarrn

4 Portionen

Nährwerte pro Portion: 249 kcal, 35 g KH, 11 g EW, 6 g FE.
Punkte pro Portion: 8

Zutaten:

- 50 g Dinkelmehl, Typ 630
- 50 g Dinkelvollkornmehl
- 130 g Skyr
- 125 ml Mandelmilch
- 3 Eier
- 1 TL Weinstein-Backpulver

- 2 EL Haferflocken
- 45 g Kokosblütenzucker
- ¼ TL Vanillepulver
- ¼ TL Zimt
- eine Prise Salz
- 1 EL Kokosöl

Zubereitung:

1. Zunächst den Backofen auf 180° C vorheizen und ein Backblech mit Backpapier belegen.
2. Anschließend die Eier trennen und das Eiweiß mit dem Salz steif schlagen.
3. Das Eigelb zusammen mit dem Skyr, Mehl, Backpulver, Mandelmilch, Haferflocken, 30 g Zucker, Vanillepulver und Zimt in eine Schüssel geben und mit einem Rührgerät verkneten. Den Eischnee vorsichtig unterheben.
4. Öl in einer Pfanne erhitzen und den Teig hineingeben. Für 3 Minuten in der Pfanne stocken lassen.
5. Anschließend auf das Backblech geben und für 12 Minuten in den Backofen stellen.
6. Nach Ende der Backzeit das Blech aus dem Ofen nehmen und den Teigfladen mit einem Pfannenwender in kleine Stücke teilen. Mit 1 EL Zucker bestreuen und nochmals für 5 Minuten zurück in den Ofen geben und fertig backen.

Zucchini-Puffer mit Paprika-Dip

8 Portionen

Nährwerte pro Portion: 212 kcal, 12 g KH, 14 g EW, 12 g FE.
Punkte pro Portion: 7

Zutaten:

- 2 Zucchini
- 200 g Feta
- 75 g Dinkelmehl, Typ 630
- 1 Ei
- 75 g Gouda, gerieben, mittelalt
- 2 EL Pflanzenöl
- Salz und Pfeffer
- 1 Prise Muskat
- 150 g Paprika, rot

- 250 g Skyr
- 100 g griechischer Joghurt (fettarm), 0,2 %
- 1 EL Erythrit
- 1 TL Rosenpaprika
- 1 Prise Chiliflocken
- 1 EL Olivenöl
- 1 Spritzer Zitronensaft
- ½ TL Guarkernmehl

Zubereitung:

1. Die Zucchini waschen, die Enden entfernen und grob reiben. In ein Sieb geben und mit Salz und Pfeffer würzen. Für 30 Minuten entwässern lassen.
2. Währenddessen den Feta mit einer Gabel zerdrücken und zusammen mit Mehl, Ei und Muskat zu den Zucchini geben und untermischen.
3. Pflanzenöl in einer Pfanne erhitzen, esslöffelweise den Teig hineingeben und die Puffer von beiden Seiten goldgelb backen. Sollte die Puffermasse nicht zusammenhalten, etwas mehr Mehl untermengen.
4. Nun die Paprika waschen, entkernen und kleinschneiden.
5. Skyr in einen Mixer geben und zusammen mit den Paprika und den Chiliflocken pürieren.
6. Joghurt, Erythrit, Olivenöl, Guarkernmehl und Zitronensaft hinzugeben und alles gut vermischen. Mit Salz, Pfeffer und Rosenpaprika abschmecken.
7. Den Gouda über die Puffer streuen und diese zusammen mit dem Paprika-Dip anrichten und servieren.

Pellkartoffeln mit Kräuter-Skyr

4 Portionen

Nährwerte pro Portion: 161 kcal, 29 g KH, 9 g EW, 1 g FE.
Punkte pro Portion: 3

Zutaten:

- 600 g Drillinge
- 2 Knoblauchzehen
- 200 g Skyr (fettarm) 0,2 %
- 1 Beet Kresse
- 1 Bund Dill
- 1 Bund Petersilie
- Salz und Pfeffer

Zubereitung:

1. Die Kartoffeln ins Salzwasser geben und für 20 Minuten kochen.
2. Währenddessen die Kräuter waschen und fein hacken. Die Kresse schneiden. Den Knoblauch schälen und fein hacken. Alles zusammen mit dem Skyr in eine Schüssel geben und vermengen.
3. Die Kartoffeln zusammen mit dem Kräuter-Skyr anrichten und servieren.

Herzhafte Pfannkuchen

1 Portion

Nährwerte pro Portion: 601 kcal, 50 g KH, 62 g EW, 14 g FE.
Punkte pro Portion: 7

Zutaten:

- 180 g Skyr
- 45 g Mehl
- 2 Eier
- 1 TL Backpulver
- 2 TL Pizzagewürz
- ½ TL Salz
- 40 g Reibekäse (fettreduziert)
- 4 EL passierte Tomaten
- 1 Scheibe Ananas
- 6 Scheiben Hähnchenbrustaufschnitt

Zubereitung:

1. Zunächst den Backofen auf 180° C vorheizen und ein Backblech mit Backpapier belegen.
2. Anschließend Skyr zusammen mit Mehl, Backpulver, Eiern und Pizzagewürz vermengen, bis ein homogener Teig entsteht.
3. Den Teig auf dem Backblech verteilen und für 10 Minuten backen.
4. Das Blech aus dem Backofen nehmen und den Pfannkuchen mit den passierten Tomaten bestreichen. Mit Ananas und Hähnchenbrustaufschnitt belegen und mit dem Käse bestreuen.
5. Nochmals für 10 Minuten im Backofen fertig backen.

Apfel-Pfannkuchen

2 Portionen

Nährwerte pro Portion: 311 kcal, 51 g KH, 25 g EW, 6 g FE.
Punkte pro Portion: 4

Zutaten:

- 270 g Skyr
- 68 g Mehl
- 3 Eier
- 2 TL Backpulver
- 1 Apfel
- 2 EL Erythrit
- eine Prise Zimt

Zubereitung:

1. Zunächst den Backofen auf 180° C vorheizen und ein Backblech mit Backpapier auslegen.
2. Anschließend den Skyr zusammen mit Mehl, Backpulver, Eier und dem Erythrit zu einem Teig verkneten.
3. Den Teig auf dem Backblech verteilen. Den Apfel schälen, entkernen und in dünne Scheiben schneiden. Diese auf dem Pfannkuchenteig verteilen.
4. Für 20 Minuten im Backofen backen und zum Schluss mit Zimt bestreuen.

Gemüse-Nudel-Pfanne

4 Portionen

Nährwerte pro Portion: 461 kcal, 84 g KH, 14 g EW, 9 g FE.
Punkte pro Portion: 9

Zutaten:

- 250 g Vollkornnudeln
- 300 g Möhren
- 300 g Zucchini
- 1 Zwiebel
- 1 Knoblauchzehe
- 5 EL Skyr
- 1 TL Gemüsebrühe
- 2 EL Olivenöl
- 200 ml Wasser
- Salz und Pfeffer

Zubereitung:

1. Zunächst die Nudeln nach Packungsanweisung zubereiten.
2. Die Möhren schälen und in Scheiben schneiden. Die Zucchini waschen, die Enden entfernen und würfeln. Die Zwiebel schälen, halbieren und in Würfel schneiden. Den Knoblauch schälen und fein hacken.
3. Das Öl in einer Pfanne erhitzen und die Zwiebel mit dem Knoblauch darin glasig dünsten. Möhren und Zucchini hinzugeben und anbraten. Mit dem Wasser ablöschen, die Brühe einrühren und mit Salz und Pfeffer abschmecken.
4. Für 5 Minuten bei mittlerer Wärmezufuhr köcheln lassen. Anschließend den Skyr einrühren. Die Gemüsesauce zusammen mit den Nudeln auf Tellern anrichten und servieren.

Spaghetti nach Carbonara-Art

4 Portionen

Nährwerte pro Portion: 436 kcal, 72 g KH, 23 g EW, 5 g FE.
Punkte pro Portion: 10

Zutaten:

* 400 g Spaghetti
* 120 g Hähnchenbrustaufschnitt
* ½ Stange Lauch
* 3 EL Skyr
* 2 Eier
* Muskat
* Paprikapulver
* Salz und Pfeffer

Zubereitung:

1. Zunächst die Spaghetti nach Packungsanweisung zubereiten.
2. Währenddessen den Hähnchenbrustaufschnitt kleinschneiden. Den Lauch putzen und würfeln.
3. Anschließend die Eier zusammen mit dem Skyr in eine Schüssel geben und verquirlen.
4. Eine beschichtete Pfanne erhitzen und das Hähnchen zusammen mit dem Lauch darin anbraten.
5. Die Spaghetti abgießen und ebenfalls in die Pfanne geben. Mit der Ei-Masse übergießen und mit Muskat, Paprika, Salz und Pfeffer abschmecken. Alles kurz vermengen und danach stocken lassen.
6. Fertig ist das lecker leichte Gericht!

Puteninvoltini

2 Portionen

Nährwerte pro Portion: 489 kcal, 8 g KH, 90 g EW, 11 g FE.
Punkte pro Portion: 4

Zutaten:

* 400 g Putenschnitzel
* 100 g Handkäse
* 250 g Skyr
* 8 Scheiben Rohschinken
* 100 ml Magermilch, 0,3 %
* Paprikapulver
* Salz und Pfeffer
* 1 EL Öl

Zubereitung:

1. Zunächst die Schnitzel waschen, mit einem Tuch trocken tupfen und der Länge nach halbieren, so dass zwei dünne Schnitzel entstehen. Mit allen Schnitzeln so verfahren.
2. Die Schnitzel mit etwas Skyr einstreichen und mit dem Schinken belegen. Anschließend einrollen. Die Röllchen mit Salz, Pfeffer und Paprikapulver würzen.
3. Öl in einer Pfanne erhitzen und die Schnitzel darin von allen Seiten scharf anbraten. Anschließend die Wärmezufuhr auf mittlere Hitze verringern.
4. Den Käse kleinschneiden und zusammen mit der Magermilch in die Pfanne geben. Die Pfanne mit einem Deckel zudecken und für 5 Minuten köcheln lassen.
5. Zum Schluss den restlichen Skyr in die Sauce einrühren und diese mit Pfeffer und Paprikapulver abschmecken.

Karotten-Skyr-Suppe mit Linsen

4 Portionen

Nährwerte pro Portion: 373,5 kcal, 53 g KH, 29 g EW, 4 g FE.
Punkte pro Portion: 1

Zutaten:

+ 750 g Möhren, geschält und in Scheiben
+ 250 g rote Linsen
+ 1 Zwiebel, gewürfelt
+ 1 Becher Skyr
+ 500 ml Gemüsebrühe
+ 1 EL Öl
+ 2 Lorbeerblätter
+ Currypulver
+ Salz und Pfeffer

Zubereitung:

1. Zunächst das Öl in einem Topf erhitzen und die Zwiebeln darin glasig dünsten.
2. Anschließend die Möhren hinzugeben und anbraten. Mit der Gemüsebrühe ablöschen und die Linsen sowie die Lorbeerblätter hinzugeben.
3. Die Suppe für 20 Minuten köcheln lassen. Die Möhren und die Linsen sollten weich sein.
4. Nun die Lorbeerblätter entfernen und die Suppe mit einem Stabmixer pürieren.
5. Den Skyr in die Suppe geben und untermengen. Mit Currypulver, Salz und Pfeffer abschmecken und servieren.

Zoodles mit Himbeeren

2 Portionen

Nährwerte pro Portion: 302 kcal, 9 g KH, 7 g EW, 27 g FE.
Punkte pro Portion: 10

Zutaten:

* 2 Zucchini
* 100 g Himbeeren
* 20 g Feta
* Saft einer Zitrone
* 3 EL Skyr Himbeer-Cranberry
* 3 EL Olivenöl
* 2 EL Pinienkerne
* Salz

Zubereitung:

1. Zunächst die Zucchini waschen, die Enden entfernen und mit einem Spiralschneider zu Spaghetti verarbeiten. Mit Salz und 1 EL Zitronensaft würzen.
2. Den Skyr zusammen mit Olivenöl, 1 EL Zitronensaft und Salz vermengen.
3. Die Pinienkerne in einer Pfanne anrösten. Die Himbeeren waschen. Den Feta zerbröseln.
4. Die Zoodles mit dem Dressing vermengen und mit Feta, Pinienkernen und Himbeeren garnieren.

Nachtisch

Skyr-Erdbeer-Dessert

2 Portionen

Nährwerte pro Portion: 218 kcal, 23 g KH, 29 g EW, 1 g FE.
Punkte pro Portion: 1

Zutaten:

* 500 g Skyr
* 250 g Erdbeeren, frisch
* 2 TL Agavendicksaft

Zubereitung:

1. Zunächst die Erdbeeren waschen, das Grün entfernen und kleinschneiden.
2. Die Erdbeeren in eine Schüssel geben und mit dem Agavendicksaft süßen.
3. Anschließend den Skyr hinzugeben und alles vorsichtig vermengen.
4. In Dessertgläsern anrichten und servieren.

Schoko-Minz-Dessert

1 Portion

Nährwerte pro Portion: 374 kcal, 29 g KH, 54 g EW, 4 g FE.
Punkte pro Portion: 2

Zutaten:

- 450 g Skyr
- ½ Bund Minze
- 1 EL Backkakao
- 1 TL Honig

Zubereitung:

1. Den Skyr in eine Schüssel geben und mit dem Kakao verrühren.
2. Die Minze waschen und hacken. Ebenfalls unter den Skyr mengen.
3. Zum Schluss mit dem Honig süßen.
4. In einem Dessertglas anrichten und genießen.

Zitroneneis

4 Portionen

Nährwerte pro Portion: 107 kcal, 9 g KH, 14 g EW, 0 g FE.
Punkte pro Portion: 0

Zutaten:

+ 500 g Skyr
+ 2 Zitronen
+ 10 Minzblätter
+ 100 ml Mineralwasser
+ 4 Spritzer Süßstoff

Zubereitung:

1. Die Zitronen waschen und die Schale dünn abschälen. Anschließend halbieren und auspressen.
2. Den Skyr in eine Schüssel geben und mit Zitronensaft, -zesten und dem Süßstoff verrühren.
3. Die Minze waschen und hacken. Ebenfalls unter den Skyr mengen.
4. Nun das Wasser nach und nach einrühren, so dass eine cremige Masse entsteht.
5. Die Eismasse in eine verschließbare Schüssel geben und in das Gefrierfach stellen. Dabei jede Stunde einmal umrühren, damit ein cremiges Eis entsteht.

Fruchtiges Stieleis

6 Portionen

Nährwerte pro Portion: 24 kcal, 2 g KH, 3 g EW, 0 g FE.
Punkte pro Portion: 1

Zutaten:

* 150 g Skyr Vanille
* 50 g Erdbeeren oder Obst nach Wahl
* 100 ml Milch (fettarm), 1,5 %

Zubereitung:

1. Zunächst die Erdbeeren waschen, das Grün entfernen und kleinschneiden.
2. Den Skyr in eine Schüssel geben und mit der Milch glattrühren.
3. Nun die Erdbeerstückchen vorsichtig unterheben.
4. Die Eismasse in Stieleisförmchen füllen und für ca. 4 Stunden im Gefrierfach fest werden lassen.

Himbeer-Butterkeks-Dessert

2 Portionen

Nährwerte pro Portion: 283 kcal, 36 g KH, 20 g EW, 5 g FE.
Punkte pro Portion: 8

Zutaten:

+ 350 g Skyr Himbeere
+ 12 Butterkekse
+ 250 g Himbeeren

Zubereitung:

1. Zunächst die Himbeeren gründlich waschen.
2. Die Butterkekse in einen Gefrierbeutel geben und mit einem Löffel zerdrücken.
3. Nun einen Teil der Butterkeksbrösel in Dessertgläser geben, etwas Himbeerskyr einfüllen und mit Himbeeren belegen. Die Schichtung ein zweites Mal wiederholen.
4. Die Gläser vor dem Servieren ca. 1 Stunde in den Kühlschrank stellen.

Orangen-Skyr-Creme

2 Portionen

Nährwerte pro Portion: 213 kcal, 30 g KH, 23 g EW, 1 g FE.
Punkte pro Portion: 11

Zutaten:

+ 500 g Skyr Himbeere
+ 1 Orange
+ 6 EL Orangensaft
+ 2 EL Cranberries
+ 2 EL Vanillezucker

Zubereitung:

1. Zunächst die Orange schälen und die Filets herauslösen. Die Filets zusammen mit 2 EL Orangensaft in einen Topf geben, die Cranberries hinzufügen und alles zusammen für 5 Minuten kochen lassen. Dabei gelegentlich umrühren, damit nichts ansetzt.
2. Das Kompott abkühlen lassen und mit 1 EL Vanillezucker süßen.
3. Nun den Skyr zusammen mit 4 EL Orangensaft und 1 EL Vanillezucker verrühren und in Dessertgläser füllen. Das abgekühlte Kompott ebenfalls hineingeben und genießen.

Tiramisu im Glas

1 Portion

Nährwerte pro Portion: 400 kcal, 53 g KH, 61 g EW, 5 g FE.
Punkte pro Portion: 6

Zutaten:

* 200 g Skyr
* 200 g Naturjoghurt (fettarm), 1,8 %
* 3 Löffelbiskuits
* 1 TL Backkakao
* 1 Espresso
* 1 TL Erythrit

Zubereitung:

1. Den Skyr mit dem Joghurt verrühren und mit dem Erythrit süßen.
2. Die Löffelbisquits kurz im Espresso einlegen.
3. Nun nacheinander Löffelbiskuit und Skyr-Joghurt-Crème in einem Glas schichten. Die letzte Schicht sollte Crème sein. Diese mit dem Kakao bestreuen und vor dem Servieren für 30 Minuten in den Kühlschrank stellen.

Frozen Berry-Skyr

4 Portionen

Nährwerte pro Portion: 119 kcal, 16 g KH, 10 g EW, 2 g FE.
Punkte pro Portion: 2

Zutaten:

* 350 g Himbeer-Cranberry Skyr
* 500 g gemischte Beeren, TK
* 125 g Himbeeren

Zubereitung:

1. Den Skyr zusammen mit den gemischten Beeren in den Mixer geben und pürieren.
2. Sollte der Skyr danach zu flüssig sein, diesen zunächst nochmal für eine halbe Stunde in den Gefrierschrank stellen.
3. Das Eis auf Schälchen aufteilen und mit den Himbeeren toppen, bevor es serviert wird.

Vanilleeis

4 Portionen

Nährwerte pro Portion: 262 kcal, 32 g KH, 13 g EW, 21 g FE.
Punkte pro Portion: 8

Zutaten:

- 250 g Skyr Vanille
- 250 ml Rama Cremefine zum Schlagen
- 4 Eier
- 3 Eigelb
- 100 g Erythrit
- 1 TL gemahlene Vanille

Zubereitung:

1. Zunächst die Eier zusammen mit dem Eigelb, dem Erythrit und der Vanille schaumig schlagen.
2. Die Schlagsahne steifschlagen.
3. Skyr und Schlagsahne vorsichtig unter die Eier-Masse rühren und in eine Kastenform füllen.
4. Die Kastenform für 4 Stunden in den Gefrierschrank stellen, dabei gelegentlich umrühren, bis es die gewünschte Konsistenz erreicht hat.

Beereneis

Nährwerte pro Portion: 96 kcal, 15 g KH, 8 g EW, 0 g FE.
Punkte pro Portion: 2

Zutaten:

* 450 g Skyr Vanille
* 125 g Brombeeren
* 125 g Himbeeren
* 2 Bananen
* 1 EL Honig

Zubereitung:

1. Die Bananen schälen und kleinschneiden. Die Himbeeren und Brombeeren waschen.
2. Den Skyr zusammen mit der Banane und dem Honig pürieren. Die Himbeeren und Brombeeren nacheinander ebenfalls pürieren.
3. Das Bananenpüree in drei Teile aufteilen und jeweils einen Teil mit dem Brombeer- und Himbeerpüree vermengen.
4. Nun eines der Pürees in die Eisförmchen füllen und für 30 Minuten in das Gefrierfach stellen. Wenn das erste Püree etwas gefroren ist, das zweite Püree einfüllen und ebenfalls anfrieren lassen. Zum Schluss das dritte Püree einfüllen und das Eis 6 Stunden gefrieren lassen, bevor es serviert wird.

Brote, Brötchen und Kekse

Skyr-Waffeln

10 Portionen

Nährwerte pro Portion: 203 kcal, 24 g KH, 6 g EW, 9 g FE.
Punkte pro Portion: 8

Zutaten:

* 250 g Skyr
* 200 g Mehl
* 2 Eier
* 80 g Puderzucker
* 100 g weiche Butter
* ½ Pck. Backpulver
* 100 ml Mineralwasser
* 1 Prise Salz

Zubereitung:

1. Butter, Zucker, Vanillezucker und Salz in eine Schüssel geben und mit einem Rührstab aufschlagen.
2. Die Eier hinzugeben und verrühren.
3. Nun den Skyr ebenfalls unterrühren.
4. Mehl und Backpulver hinzugeben und alles zu einem homogenen Teig vermengen, dabei das Wasser nach und nach hinzugeben.
5. Ein Waffeleisen vorheizen und den Teig portionsweise einfüllen und backen.
6. Auf Tellern anrichten und mit dem Puderzucker bestäuben.

Brötchen

9 Portionen

Nährwerte pro Portion: 150 kcal, 25 g KH, 9 g EW, 1 g FE.
Punkte pro Portion: 3

Zutaten:

+ 350 g Skyr
+ 2 Eier
+ 300 g Dinkelmehl, Typ 630
+ 1 Pck. Backpulver
+ 1 TL Salz
+ 2 EL Milch (fettarm), 1,5 %

Zubereitung:

1. Den Backofen auf 200° C vorheizen.
2. Skyr in eine Schüssel geben und mit dem Ei verquirlen.
3. Das Mehl mit dem Backpulver und dem Salz vermengen und zum Skyr geben. Alles gut verkneten. Nach und nach etwas Milch hinzugeben.
4. Aus dem Teig Brötchen formen und auf ein mit Backpapier ausgelegtes Backblech legen.
5. Das Backblech in den Backofen stellen und die Brötchen für 20-25 Minuten backen.

Dinkel-Flohsamen-Brötchen

5 Portionen

Nährwerte pro Portion: 73 kcal, 8 g KH, 5 g EW, 1 g FE.
Punkte pro Portion: 1

Zutaten:

- 100 g Skyr
- 50 ml Wasser, lauwarm
- 45 g Dinkelmehl
- 20 g Flohsamenschalen
- 2 Eier
- ½ TL Backpulver
- ½ TL Salz

Zubereitung:

1. Den Skyr in eine Schüssel geben und zusammen mit Wasser, Mehl, Eiern, Backpulver und Salz vermengen.
2. Anschließend die Flohsamenschalen unterrühren und für 10 Minuten quellen lassen.
3. Währenddessen den Backofen auf 170° C vorheizen und ein Backblech mit Backpapier auslegen.
4. Den Teig esslöffelweise auf das Backblech geben und dieses für 30 Minuten im Ofen backen.

Kartoffel-Brötchen

5 Portionen

Nährwerte pro Portion: 483 kcal, 9 g KH, 14 g EW, 2 g FE.
Punkte pro Portion: 2

Zutaten:

* 200 g Skyr
* 100 ml Wasser
* 40 g Eiweißpulver
* 50 g Haferkleie
* 2 Eier
* 35 g Flohsamenschalen
* 5 g Backpulver
* 25 g Kartoffelfasern
* 3 g Salz

Zubereitung:

1. Zunächst den Backofen auf 175°C vorheizen und ein Backblech mit Backpapier auslegen.
2. Anschließend den Skyr in eine Schüssel geben und mit Wasser, Eiweißpulver, Haferkleie, Eiern, Flohsamenschalen, Backpulver, Kartoffelfasern und Salz zu einem homogenen Teig verkneten.
3. Den Teig quellen lassen und anschließend zu 5 Brötchen formen.
4. Die Brötchen für 40 Minuten im Backofen ausbacken.

Chia-Mandel-Kekse

20 Portionen

Nährwerte pro Portion: 90 kcal, 4 g KH, 4 g EW, 6 g FE.
Punkte pro Portion: 2

Zutaten:

* 250 g Skyr
* 1 Ei
* 150 g Mandeln, gemahlen
* 50 g Chiasamen
* 50 g Leinsamen
* 50 g Haferflocken
* 25 g Erythrit
* 1 Msp. Backpulver

Zubereitung:

1. Zunächst den Backofen auf 190°C vorheizen und ein Backblech mit Backpapier auslegen.
2. Den Skyr zusammen mit dem Ei, den Mandeln, Chiasamen, Leinsamen, Haferflocken, dem Erythrit und Backpulver in eine Schüssel geben und verkneten.
3. Mit Hilfe von zwei Teelöffeln kleine Teighäufchen auf das Backblech setzen, dabei etwas Platz lassen, da die Plätzchen etwas auseinanderlaufen.
4. Die Plätzchen für 20 Minuten im Ofen fertig backen. Anschließend etwas abkühlen lassen und genießen.

Müsli-Kekse

25 Portionen

Nährwerte pro Portion: 24 kcal, 2 g KH, 2 g EW, 1 g FE.
Punkte pro Portion: 0

Zutaten:

- 250 g Skyr
- 20 g Dinkelkleie
- 50 g Kokosmehl
- 1 Ei
- 20 g Chiasamen
- 20 g Erythrit
- 2 TL Flohsamenschalen
- 1 TL Backpulver
- eine Handvoll Himbeeren

Zubereitung:

1. Zunächst den Backofen auf 180°C vorheizen und ein Backblech mit Backpapier auslegen.
2. Die Himbeeren waschen und kleinschneiden. Mit Skyr, dem Ei und Erythrit verrühren.
3. Backpulver, Dinkelkleie, Kokosmehl, Chiasamen und Flohsamenschalen hinzugeben und zu einem homogenen Teig verkneten.
4. Aus dem Teig mit den Händen 25 Bällchen formen und diese auf das Backblech legen. Etwas Platz zwischen den Plätzchen lassen
5. Das Backblech in den Ofen geben und die Plätzchen für 20 Minuten backen.
6. Zum Schluss die Plätzchen abkühlen lassen, vom Backblech nehmen und genießen.

Brot mit Gemüsefüllung

12 Portionen

Nährwerte pro Portion: 209 kcal, 29 g KH, 8 g EW, 6 g FE.
Punkte pro Portion: 5

Zutaten:

- 200 g Skyr
- 400 g Dinkelmehl, Typ 630
- 2 Eier
- 3 EL Olivenöl
- 1 ½ Pck. Backpulver

- 1 Zwiebel
- 3 Paprikaschoten
- 1 Knoblauchzehe
- 140 g getrocknete Tomaten in Öl
- Salz und Pfeffer

Zubereitung:

1. Zunächst den Backofen auf 180° C vorheizen und eine Kastenform einfetten.
2. Anschließend den Skyr zusammen mit den Eiern, Öl und 1 TL Salz schaumig schlagen. Mehl und Backpulver hinzugeben und zu einem homogenen Teig verkneten. Mit einem Geschirrtuch abdecken und ruhen lassen.
3. Währenddessen die Zwiebel schälen, halbieren und würfeln. Den Knoblauch schälen und fein hacken. Die Paprika waschen, entkernen und in Würfel schneiden. Die Tomaten kleinschneiden und alles in eine Schüssel geben. Mit Salz und Pfeffer abschmecken.
4. Nun den Teig aus der Schüssel nehmen und auf einer bemehlten Arbeitsfläche rechteckig ausrollen. Die Füllung auf dem Teig verteilen und der Länge nach aufrollen.
5. Das Brot mit der Nahtstelle nach unten in die Kastenform legen und in den Ofen stellen.
6. Für 50 Minuten im Backofen backen, sollte das Brot oben auf zu dunkel werden, einfach etwas Alufolie auflegen.
7. Zum Schluss 15 Minuten auskühlen lassen, aus der Form stürzen und anschneiden.

Kuchen und Muffins

Mango-Muffins

12 Portionen

Nährwerte pro Portion: 64 kcal, 6 g KH, 7 g EW, 1 g FE.
Punkte pro Portion: 1

Zutaten:

+ 250 g Skyr Himbeere
+ 100 g Mango
+ 50 g Eiweißpulver, Bananengeschmack
+ 3 Eier
+ 3 EL Xylit
+ 30 g Kokosmehl
+ 30 g Dinkelkleie
+ 1 EL Flohsamenschalen
+ 3 EL Weinsteinbackpulver

Zubereitung:

1. Das Eiweißpulver zusammen mit der Kleie, dem Kokosmehl, den Flohsamenschalen und dem Backpulver in eine Schüssel geben und vermengen.
2. Die Mango schälen und kleinschneiden.
3. Nun den Skyr und die Mango in die Schüssel geben und mit den trockenen Zutaten gut vermischen. Die Eier und das Xylit ebenfalls hineingeben und gut verkneten.
4. Den Teig nun in Muffinförmchen geben und für 30 Minuten bei 180° C backen.

Blaubeer-Muffins

12 Portionen

Nährwerte pro Portion: 72 kcal, 4 g KH, 8 g EW, 3 g FE.
Punkte pro Portion: 2

Zutaten:

* 250 g Skyr, Vanille
* 2 Eier
* 50 g Mandeln, gemahlen
* 50 g Eiweißpulver
* 2 ½ TL Stevia
* 1 Pck. Backpulver
* 150 g Blaubeeren

Zubereitung:

1. Zunächst den Backofen auf 150°C vorheizen.
2. Den Skyr zusammen mit den Eiern mit dem Rührstab aufschlagen.
3. In einer zweiten Schüssel Mandeln, Eiweißpulver, Backpulver und Stevia vermengen und dieses Gemisch esslöffelweise unter die Skyr-Masse geben und verkneten, bis ein homogener Teig entsteht.
4. Den Teig auf 12 Muffinförmchen aufteilen, die Blaubeeren in den Teig drücken und für 45 Minuten im Ofen backen.

Saftiger Käsekuchen mit Bohnenboden

12 Portionen

Nährwerte pro Portion: 129 kcal, 8 g KH, 10 g EW, 6 g FE.
Punkte pro Portion: 3

Zutaten:

- 250 g Kidneybohnen
- 5 Eier
- 50 g Haselnüsse, gemahlen
- 30 ml Milch (fettarm), 1,5 %
- 1 TL Süßstoff
- ¼ TL Backpulver

- 300 g Skyr
- 200 g Frischkäse, 16 % absolut
- 1 Pck. Vanillepuddingpulver
- 1 EL Eiweißpulver
- 1 Zitrone
- 1 EL Butter

Zubereitung:

1. Zunächst den Backofen auf 180°C vorheizen und eine Springform gut mit der Butter einfetten, da der Teig sonst stark festklebt.
2. Die Bohnen abgießen und in einen Mixer geben. Zusammen mit der Milch pürieren, bis diese sämig sind. Anschließend Nüsse, Backpulver und 1 Ei hinzugeben und nochmals pürieren. Mit Süßstoff süßen und den Teig in die vorbereitete Springform geben.
3. Den Boden in den Ofen geben und für 25 Minuten backen. Anschließend bei geöffneter Tür für 20 Minuten im Backofen auskühlen lassen.
4. Währenddessen die restlichen Eier trennen und das Eiweiß zu Schnee verarbeiten. Die Zitrone halbieren und auspressen.
5. Skyr, Frischkäse, Eigelbe, Vanillepuddingpulver, Eiweißpulver und Zitronensaft gut miteinander vermengen. Den Eischnee unterheben und auf dem erkalteten Boden geben.
6. Den Kuchen nochmals für 70 Minuten bei 150° C fertig backen.

Blaubeer-Käsekuchen

12 Portionen

Nährwerte pro Portion: 62 kcal, 13 g KH, 8 g EW, 1 g FE.
Punkte pro Portion: 0

Zutaten:

* 800 g Skyr
* 200 g Blaubeeren
* 100 g Erythrit
* 1 EL Vanillearoma
* 3 Eier

Zubereitung:

1. Zunächst den Backofen auf 150° C vorheizen und eine Springform (22 cm) mit Backpapier auslegen.
2. Den Skyr zusammen mit den Eiern, Erythrit und Vanillearoma vermengen. Die Crème-Masse in die Springform füllen.
3. Die Blaubeeren waschen und auf der Crème verteilen.
4. Die Springform für 60 Minuten in den Backofen geben. Anschließend den Blaubeer-Käsekuchen für 2 Stunden erkalten lassen, bevor er serviert wird.

Himbeer-Käsekuchen

12 Portionen

Nährwerte pro Portion: 59 kcal, 14 g KH, 8 g EW, 1 g FE.
Punkte pro Portion: 0

Zutaten:

* 790 g Skyr
* 3 Eier
* 120 g Erythrit
* 2 Vanilleschoten
* Eine Handvoll Himbeeren

Zubereitung:

1. Zunächst den Backofen auf 150° C vorheizen und eine Springform (22 cm) mit Backpapier auslegen.
2. Den Skyr zusammen dem Erythrit vermengen. Die Eier hineinschlagen und untermischen. Die Vanilleschote halbieren, das Mark mit einem Messer herauslösen und zur Masse geben. Die Crème in die Springform füllen.
3. Die Himbeeren waschen und auf der Crème verteilen.
4. Den Kuchen für 60 Minuten in den Backofen geben. Anschließend den Himbeer-Käsekuchen für eine Stunde erkalten lassen, bevor er serviert wird.

Gratis Ratgeber

Herzlichen Glückwunsch! Mit dem Kauf dieses Buches hast du automatisch noch ein weiteres E-Book als Bonus erworben. Völlig kostenlos!

Es handelt sich um das Sonderheft „Abnehmen mit Skyr: Hintergründe zu Skyr und dauerhafte Motivation beim Abnehmen"

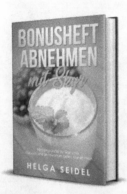

In diesem Bonusheft erhältst du wertvolle Informationen zum Abnehmen mit Skyr. Du erfährst:

- Warum sich Skyr so wunderbar zum Abnehmen eignet und wie du es effektiv im Alltag einsetzt
- Wie du dich dauerhaft zum Abnehmen motivierst: Viele Menschen verlieren die Motivation oder werden von Heißhunger-Attacken zurückgeworfen. Ich möchte Abhilfe schaffen und dir die richtigen Hilfsmittel an die Hand geben, so dass du dich dauerhaft für das Abnehmen motivieren kannst.

Dieses Bonusheft kannst du dir ganz einfach herunterladen. Befolge dazu die folgenden Schritte:

1. Öffne einen Browser deiner Wahl, auf dem Smartphone, Tablet, Computer oder Laptop.
2. Gebe folgendes in die Browserleiste ein:

ratgeber.helgaseidel.com

3. Und schon gelangst du direkt auf die geheime Downloadseite für das Bonusheft.

Viel Spaß mit dem Bonusheft!

CPSIA information can be obtained
at www.ICGtesting.com
Printed in the USA
BVHW070919220221
600771BV00004B/179